BEI GRIN MACHT SICH IHR WISSEN BEZAHLT

- Wir veröffentlichen Ihre Hausarbeit,
  Bachelor- und Masterarbeit

- Ihr eigenes eBook und Buch -
  weltweit in allen wichtigen Shops

- Verdienen Sie an jedem Verkauf

Jetzt bei www.GRIN.com hochladen und kostenlos publizieren

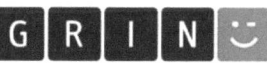

Interventionskonzept zur Implementierung eines betrieblichen Gesundheitsmanagements für die Stadt Wubberberg

Nina Arends

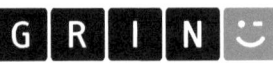

Bibliografische Information der Deutschen Nationalbibliothek:

Die Deutsche Nationalbibliothek verzeichnet diese Publikation in der Deutschen Nationalbibliografie; detaillierte bibliografische Daten sind im Internet über http://dnb.d-nb.de abrufbar.

ISBN: 9783346728685
Dieses Buch ist auch als E-Book erhältlich.

© GRIN Publishing GmbH
Nymphenburger Straße 86
80636 München

Druck und Bindung: Books on Demand GmbH, Norderstedt Germany
Gedruckt auf säurefreiem Papier aus verantwortungsvollen Quellen

Das vorliegende Werk wurde sorgfältig erarbeitet. Dennoch übernehmen Autoren und Verlag für die Richtigkeit von Angaben, Hinweisen, Links und Ratschlägen sowie eventuelle Druckfehler keine Haftung.

Das Buch bei GRIN: https://www.grin.com/document/1275528

Deutsche Hochschule für
Prävention und Gesundheitsmanagement
Hermann-Neuberger-Sportschule 3
66123 Saarbrücken

Hausarbeit

Name, Vorname	**Arends, Nina**
Studiengang	**Prävention- und Gesundheitsmanagement**
Studienmodul	**Betriebliches Gesundheitsmanagement II**
Datum Präsenzphase (siehe Ergebnisdokumentation)	**02.08. – 04.08.2021**
Aufgabe	**Erstellung eines Interventionskonzepts zur Implementierung eines betrieblichen Gesundheitsmanagements zum Fallbeispiel der Stadt Wubberberg**

Inhaltsverzeichnis

1 Zusammenfassung Analyse als Fazit

Das erste Kapitel beschäftigt sich mit der Darstellung des Unternehmens der Stadtverwaltung Wubberberg mit den Ergebnisdaten aus einer Arbeitsplatzanalyse, einer Mitarbeiterbefragung, einer Fehlzeiten- und Unfallstatistik sowie einer Altersstrukturanalyse.

1.1 Unternehmensbeschreibung

AH 1 – Teilaufgabe 1.1

Unternehmensbeschreibung:

Die Stadtverwaltung Wubberberg gehört zur Branche der öffentlichen Verwaltung. Sie liegt in der Region Oberfranken und setzt sich aus der Kernverwaltung mit 3.601 Beschäftigten sowie 4 Eigenbetrieben (insgesamt 1.327 Beschäftigte) zusammen. Die gesamte Verwaltung gliedert sich in 6 Dezernate:

- Dezernat Bürgermeister,
- Dezernat 1 Inneres/Finanzen,
- Dezernat 2 Schule/Bürger/Kultur,
- Dezernat 3 Umwelt/Klimaschutz,
- Dezernat 4 Wirtschaft/Stadtentwicklung/Mobilität und
- Dezernat 5 Soziales.

In den Dezernaten 1 und 2 besteht ein hoher Krankenstand und hohe BEM-Fälle (betriebliches Eingliederungsmanagement), gleichzeitig auch aufgrund des Fachkräftemangels vor allem in Dezernat 4, prüft die Kernverwaltung die Einführung eines betrieblichen Gesundheitsmanagements (BGM).

Dabei spielen auch die stärker wahrgenommenen psychischen Belastungen aufgrund zunehmender Aufgabenbereiche sowie Überalterung der Dezernate 1 (Durchschnittsalter 51 Jahre) und 2 (Durchschnittsalter 48) eine Rolle.

Seit Jahren kämpft die Stadtverwaltung mit der Herausforderung maroder Gebäudebereiche, weshalb Teile der Kernverwaltung übergangsweise in Ersatzgebäude verlegt worden sind (vor allem Dezernat 2 und 3 betroffen). Dabei werden unzureichende Arbeitsbedingungen wie Lärm, fehlende ergonomische Lösungen im Büro (sehr eng, keine höhenverstellbare Tische, unzureichende Beleuchtung) bemängelt.

Die Stadtverwaltung Wubberberg arbeitet dabei auf Hochtouren an der Sanierung des Hauptgebäudes. Dabei sind auch gleich neue IT-Möglichkeiten (IT-Infrastruktur, neue Raumkonzepte und Servicebereich) zur digitalen Verwaltung geplant. Diese Entwicklung wird vom Personalrat als kritisch gesehen, da Mitarbeiter Ängste vor dieser Entwicklung haben. Die Mitarbeiter sorgen sich um ihren Job, auch wenn dieser laut dem Oberbürgermeister nicht in Gefahr sei.

Abb.1: Teilaufgabe 1.1 - Unternehmensbeschreibung

1.2 Fazit Kennzahlen HR und Sicherheit

AH 1 – Teilaufgabe 1.2

Fazit Kennzahlen HR und Sicherheit:

- Krankenstand gesamt letztes Jahr 9,7% (Dezernat 1: 11,8%, Dezernat 2: 14,1%)
- Krankenstand gesamt vorletztes Jahr 9,4%
- Anstieg von 0,3% innerhalb eines Jahres
- Krankenstand bezahlt letztes Jahr 6,3%
- Krankenstand unbezahlt letztes Jahr 3,4% (lange/schwerwiegende Gründe für Krankheitsausfall)
- BEM-Fälle letztes Jahr 365
- BEM-Fälle vorletztes Jahr 341
- Anstieg von etwa 7% innerhalb eines Jahres
- Unfälle letztes Jahr 13,7%
- Unfälle vorletztes Jahr 10,5%
- Anstieg von etwa 3,2% innerhalb eines Jahres
- Fachkräftemangel, vor allem in Dezernat 4
- Fluktuation von 3,1 % (insgesamt)
- Dezernat 1 und 2 hat im Vergleich zu dem Durchschnittsalter aller Mitarbeiter von 46,9 Jahren, die ältesten Mitarbeiter.
- Dezernat 1: 51,3 Jahre, Dezernat 2: 48,4 (und den höchsten Krankenstand)
- Dezernat 4 hat das jüngste Durchschnittsalter mit 42,8 Jahren (und den höchsten Fachkräftemangel)

Abb.2: Teilaufgabe 1.2 - Fazit Kennzahlen HR und Sicherheit

1.3 Fazit Mitarbeiterbefragung und Gefährundungsbeurteilung

AH 1 – Teilaufgabe 1.3

Fazit Mitarbeiterbefragung:

- Beurteilung von allgemeinem Gesundheitszustand (31% zufriedenstellend, 28% weniger gut, 19% gut, 10% sehr gut, 10% sehr schlecht)
- Deutliche Mehrheit im zufriedenen – sehr schlechten Zustand
- Beurteilung von allgemeiner Zufriedenheit am Arbeitsplatz (28% teils-teils, 24% ziemlich unzufrieden, 21% ziemlich zufrieden, 10% sehr zufrieden, 9% sehr unzufrieden, 4% außerordentlich zufrieden, 4% außerordentlich unzufrieden)
- Mehrheit im mittleren Bereich, Tendenz „eher unzufrieden"
- TOP 5 der empfundenen Belastungen am Arbeitsplatz (Zu große Arbeitsmengen/Aufgaben, Ständiges Sitzen, Lärm, unzureichende Beleuchtung, schlechte Zusammenarbeit zwischen den Dezernaten)
- Arbeitsfähigkeit (WAI) bei WAI-Index 31
- Mäßige Arbeitsfähigkeit, Zielmaßnahme: Arbeitsfähigkeit verbessern
- Beurteilung von der Zufriedenheit am Arbeitsplatz innerhalb der verschiedenen Dezernate (D1: 31%, D2: 27%, D3: 52%, D4: 61%, D5: 47%)
- Gesamtzufriedenheit 35%, dabei ist Dezernat 4 am zufriedensten, Dezernat 1 und 2 am unzufriedensten
- Beurteilung von Erfahrung sozialer Unterstützung bei Schwierigkeiten durch Vorgesetzte und Kollegen
- Die Kollegen unterstützen gefühlt in jedem Dezernat eher als die Vorgesetzten, vor allem im Dezernat 4
- Die Vorgesetzten unterstützen gefühlt weniger als die Kollegen, vor allem in Dezernat 1 und 2

Fazit Gefährdungsbeurteilung:

- Gefährdungsbeurteilung mit Nohl-Bewertungsskala (1-7)
- Gesamtbeurteilungswert von 2,6 Nohl, Dezernat 2 mit 3,1 Nohl-Wert am höchsten, Dezernat 5 mit 1,9 Nohl-Wert am niedrigsten
- Primäre Herausforderungen sind Lärm, (fehlende) Beleuchtung, keine Einstellungsmöglichkeiten des Tisches/Zwangshaltung, unzureichende Raumgröße, Wärme durch Sonneneinstrahlung, zu große Arbeitsmengen, zu hoher Krankenstand

Abb.3: Teilaufgabe 1.3 - Fazit Mitarbeiterbefragung und Gefährdungsbeurteilung

2 TEILAUFGABE 2 – Ableitung von Handlungsschwerpunkten

Das zweite Kapitel beschäftigt sich mit der Ableitung von Handlungsempfehlungen, die sich aus dem Unternehmensbericht aus Kapitel 1 ergeben. Diese werden übersichtlich und priorisiert dargestellt und bieten die Grundlage für die in Kapitel 3 ausgerichteten Interventionsmaßnahmen.

AH 2 Teilaufgabe 2

Handlungsschwerpunkt Priorität 1: Schaffung von gesundheitsförderlichen Arbeitsbedingungen durch eine Arbeitsplatzanalyse (Verbesserung der Ergonomie, des BEM und Arbeitsschutzes)

- Primäre Herausforderungen sind nach der Gefährdungsbeurteilung schnell zu verbessern/beheben (z.B. verstellbare Tische/Stehtische, Rollos gegen Wärme-/Sonneneinstrahlung, Umbau von Klimaanlagen, als Lichtquelle stimmungsaufhellende Infrarot-Leuchten, Kopfhörer gegen Lärm solange Bauarbeiten andauern oder Home-Office-Modelle anbieten)
- BEM-Fälle sind innerhalb eines Jahres um ca.7% gestiegen. Vor allem im Bereich der Dezernate 1 und 2 mit der höchsten Altersstruktur, der höchsten Fehlzeitenrate und dem höchsten Fachkräftemangel

Handlungsschwerpunkt Priorität 2: Verringerung von Fehlzeiten durch Maßnahmen der Verhaltensprävention/ Optimierung der Arbeitsbedingungen

- hohe Arbeitsunzufriedenheit
- Vor allem Dezernat 1 und 2 mit dem durchschnittlich höchsten Altersdurchschnitt der Mitarbeiter hat aufgrund der hohen Fehlzeiten einen großen Bedarf an Verhaltensprävention
- die meisten wahrgenommenen primären Herausforderungen sind zurückzuführen durch mangelhafte Arbeitsbedingungen durch Umbaumaßnahmen

Handlungsschwerpunkt Priorität 3: Erhöhung der Führungsqualität in Bezug auf „Gesund führen"

- Mitarbeiterbefragung ergibt, dass sich die Mehrheit bei Schwierigkeiten nicht unterstützt fühlt, und wenn, dann wesentlich mehr von ihren Kollegen nicht als aber von ihren Vorgesetzten
- Dezernate müssen untereinander besser kommunizieren um Transparenz und damit eine flüssigere und harmonischere Arbeitsweise zu erreichen
- Mitarbeiter sollen sich miteinbezogen und damit als wichtiger Teil des Unternehmens sehen können (Wertschätzung, Anerkennung, Zusammengehörigkeit)

Abb.4: Ableitung von Handlungsschwerpunkten

3 TEILAUFGABE 3 – Erstellung einer Interventionsplanung zur Vorlage bei der Geschäftsleitung

Das dritte Kapitel beschäftigt sich mit der Entwicklung von Interventionsmaßnahmen und deren anschließenden Projektplanung. Die entwickelten Vorlagen werden der Geschäftsleitung der Stadt Wubberberg übersichtlich vorgestellt.

3.1 Initiale Interventionsmaßnahmen

AH 3a Teilaufgabe 3.1 – Maßnahme 1

Titel der Maßnahme: Arbeitsplatzgestaltung/Ergonomie
Bezug zum Handlungsschwerpunkt Nr. I, Kapitel 2: Arbeitsplatzanalyse zur Verbesserung der Ergonomie und des Arbeitsschutzes

	Nennung
Zielgruppe/n	• Alle Arbeitsplätze (vor allem Bürokräfte) aller Dezernate (insbesondere Dezernat 2 und 3, die besonders unter Baumaßnahmen leiden)
Zielsetzung/en	• Erfüllung gesetzlicher Anforderungen • Belastungsreduzierung
Inhalte verhaltensbezogener Intervention	• Bereitschaft der Mitarbeiter Veränderungen anzunehmen
Inhalte verhältnisbezogener Intervention	• Arbeitsplatzanalyse • Soll/Ist zu Richtlinien/Normen • Gefährdungsbeurteilung • Arbeitsplatz-Optimierungen
Zeitdauer der Maßnahme	• Eine oder mehrere Begehungen der Bürogebäude (in der Regel mit Fachkraft für Arbeitssicherheit, Betriebsarzt und Bereichsleiter)

Abb.5: Initiale Interventionsmaßnahme 1

Beschreibung der Interventionsmaßnahme 1 – Arbeitsplatzgestaltung/Ergonomie:

Nach Bamberg und Metz (1998) stellt die Durchführung von Analysen im Unternehmen (Arbeitsanalyse, Mitarbeiterbefragung, Gesundheitszirkel) bereits eine Intervention dar, da sie Eingriff in das betriebliche Geschehen ist und dieses auch verändert. Im Rahmen der Analysephase werden Probleme/Gefährdungen sowie Lösungsansätze und Verbesserungsvorschläge erarbeitet und diskutiert. Neben den Punkten zur Arbeitsplatzgestaltung, Ergonomie und den Umgebungsbedingungen (Lärm, Wärmeentwicklung, Raummenge etc.) werden aber auch Defizite in den Abläufen/Prozessen, der Organisationsstruktur, und auch der Unternehmenskultur angesprochen (siehe auch folgende Interventionsmaßnahme 2). Es ist dringend notwendig und als höchste Priorität anzusehen, die Arbeitsplatzanalyse durchzuführen, da die meisten wahrgenommenen Belastungen aufgrund von schlechten Arbeitsplatzbedingungen bestehen. Zudem ist die hohe und gestiegene Unfallrate nicht außer Acht zu lassen. Eine Begehung zur Beurteilung ist ein zeitlich absehbarer Rahmen, sodass schnell Maßnahmen eingeleitet werden können. Nach Walter (2007) heißt es, es empfiehlt sich, zuerst einfachere Punkte anzugehen, soweit Ressourcen zur Verfügung stehen (zum Beispiel "Wechsel Schichtsystem"). Wird den Mitarbeitern der Stadtverwaltung Wubberberg damit eine gute Arbeitsplatzgrundlage gegeben, kann man über weiterführende Maßnahmen nachdenken, die verhaltensbezogene Interventionen beinhalten, beispielsweise Gesundheitszirkel, Firmenfitness oder Rückenschule am Arbeitsplatz. Letztendlich profitieren sowohl Arbeitgeber als auch Arbeitnehmer von der Einführung eines betrieblichen Gesunheitsmanagements (nach DIN SPEC 91020, S.10).

AH 3b Teilaufgabe 3.1 – Maßnahme 2

Titel der Maßnahme: Gesunde Führung im Unternehmen

Bezug zum Handlungsschwerpunkt Nr.3, Kapitel 2: Erhöhung der Führungsqualität

	Nennung
Zielgruppe/n	• Alle Führungskräfte im Unternehmen
Zielsetzung/en	• Verbesserung des Verhältnisses zu den Mitarbeitern • Sensibilisierung der Führungskräfte über den Zusammenhang von Führung und Gesundheit • Verbesserung von Zufriedenheit und Wohlbefinden am Arbeitsplatz • Gestaltung von Rahmenbedingungen, so dass eine gesundheitsgerechte Führung möglich ist
Inhalte verhaltensbezogener Intervention	• Sensibilisierung der Führungskräfte/ Empathiefähigkeit
Inhalte verhältnisbezogener Intervention	• Workshop "Führung in Balance" und "Nutzen von BGM" • Selbstführung • Gesundheitsgerechte Mitarbeiterführung und Kommunikation • Umgang mit psychisch belasteten Mitarbeitern
Zeitdauer der Maßnahme	• ca. je 3 Stunden, 1x1 Tag oder 3x1 Tag, je nach inhaltlicher Vertiefung

Abb.6: Initiale Interventionsmaßnahme 2

Beschreibung der Interventionsmaßnahme 2:

"Gesund führen" als Interventionsmaßnahme für die Stadt Wubberberg ergibt großen Sinn. Die Mitarbeiterbefragung ergab, dass nur etwa 35% der gesamten Mitarbeiter im Unternehmen zufrieden sind. Unter den TOP 5 der empfundenen Herausforderungen steht die schlechte Erfahrung bei Unterstützungsbedarf. Es wird bemängelt, dass keinerlei Unterstützung in schwierigen Situationen durch die Vorgesetzten geleistet wurde, eher sei der Kollege in Schwierigkeiten für soziale Hilfe ansprechbar, heißt es. Zudem bestehe vor allem in Dezernat 1 und 2 eine große Unzufriedenheit. Dabei wird immer wieder auf die fehlende Zusammenarbeit zwischen den einzelnen Dezernaten verwiesen. Im ersten Schritt sollte ein Vortrag stattfinden, der die Führungskräfte der einzelnen Dezernate für das Thema BGM sensibilisiert. Sie sollen davon überzeugt werden, dass sich die in der Mitarbeiterbefragung herausgestellten Belastungen negativ auf die Mitarbeitergesundheit und -motivation auswirkt. Somit können bereits bestehende Wünsche, Hoffnungen, Befürchtungen und Erwartungen gehört und geklärt werden. Im zweiten Schritt empfiehlt sich, ein Workshop zum Thema "Führung in Balance". Dieser soll die Führungskräfte unterstützen, sich und die Mitarbeiter erfolgreich und gesund zu führen (auch psychisch). Grundsätzlich sollte das Ziel der Interventionsmaßnahme sein, das Verhältnis zwischen den Mitarbeitern und der Führungskräfte zu verbessern, um eben auch die psychische Gesundheit positiv zu beeinflussen. Nach Rau (2015) heißt es, dass unter anderem geringe soziale Unterstützung am Arbeitsplatz zu psychischen Krankheiten führen könne und mit einem generell erhöhten Erkrankungsrisiko einhergehe. In Zeiten des demografischen Wandels mit all seinen negativen Auswirkungen wie auch in der Stadtverwaltung Wubberberg (Hohe Altersstruktur, Hohe Fehlzeiten, Fachkräfte-mangel etc) ist es umso wichtiger, dass Gegenmaßnahmen ergriffen werden. Diese müssen verantwortungsvoll und zielgerichtet durchgeführt werden, weswegen eine gesunde Führung unabdingbar ist.

3.2 Projekt- und Ressourcenplanung

AH 4 Teilaufgabe 3.2 – Projektplanung (Zuständigkeiten & Budget)

	Zuständigkeit / beauftragte Person	Kostenposition (extern/intern)
Durchführung einer anonymen Mitarbeiterbefragung	• BGM-Dienstleister (extern) • Geschäftsleitung (Oberbürgermeister), Abteilungsleiter Dezernate (intern)	• BGM-Beauftragter (extern) • Freistellung der Mitarbeiter (intern)
Fertigstellung der Gefährdungsbeurteilung	• BGM-Dienstleister (extern) • Geschäftsleitung (Oberbürgermeister), Abteilungsleiter Dezernate, Betriebsarzt (intern)	• BGM-Beauftragter (extern) • Betriebsarzt (intern)
Besprechung der Analyseergebnisse	• BGM-Dienstleister (extern) • Geschäftsleitung (Oberbürgermeister), Abteilungsleiter Dezernate (intern) • Mitglieder Steuerkreis Gesundheit (intern)	• BGM-Beauftragter (extern) • Freistellung der Mitarbeiter (intern) • Einsatz der Mitglieder im Steuerkreis Gesundheit (intern) • Seminarräume Sitzungsräume (intern)
Verabschiedung von Maßnahmen	• BGM-Dienstleister (extern) • Geschäftsleitung (Oberbürgermeister), Abteilungsleiter Dezernate (intern) • Mitglieder Steuerkreis Gesundheit (intern)	• BGM-Beauftragter (extern) • Freistellung der Mitarbeiter (intern) • Einsatz der Mitglieder im Steuerkreis Gesundheit (intern) • Seminarräume Sitzungsräume (intern)
Durchführung von Maßnahmen	• BGM-Dienstleister (extern) • Beschäftigte von Projektaufgaben z.B. Seminar Führungskräfte (extern) • Geschäftsleitung (Oberbürgermeister), Abteilungsleiter Dezernate (intern) • Mitglieder Steuerkreis Gesundheit (intern)	• BGM-Beauftragter (extern) • Maßnahmenbudget z.B. Seminare, Umbaumaßnahmen, Materialen (extern und intern) • Freistellung der Mitarbeiter (intern) • Einsatz der Mitglieder im Steuerkreis Gesundheit (intern) • Seminarräume Sitzungsräume (intern)
Bewertung des Projekts/ Messung von Maßnahmeneffekten	• BGM-Dienstleister (extern) • Beschäftigte von Projektaufgaben (extern) • Geschäftsleitung (Oberbürgermeister), Abteilungsleiter Dezernate (intern) • Mitglieder Steuerkreis Gesundheit (intern)	• BGM-Beauftragter (extern) • Maßnahmenbudget (extern und intern) • Langfristiges BGM-Budget (extern und intern) • Freistellung der Mitarbeiter (intern) • Einsatz der Mitglieder im Steuerkreis Gesundheit (intern) • Seminarräume Sitzungsräume (intern)

Abb.7: Projektplanung der Zuständigkeiten und des Budgets zur Umsetzung des BGM-Projekts

Um Maßnahmen langfristig erfolgreich zu gestalten, bedarf es einer klaren Zielvorstellung mit den dazugehörigen Zuständigkeiten, Verantwortungspersonen (siehe Abbildung 7) und einem entsprechenden Budget (nach Kowalski, 2008, S.5).

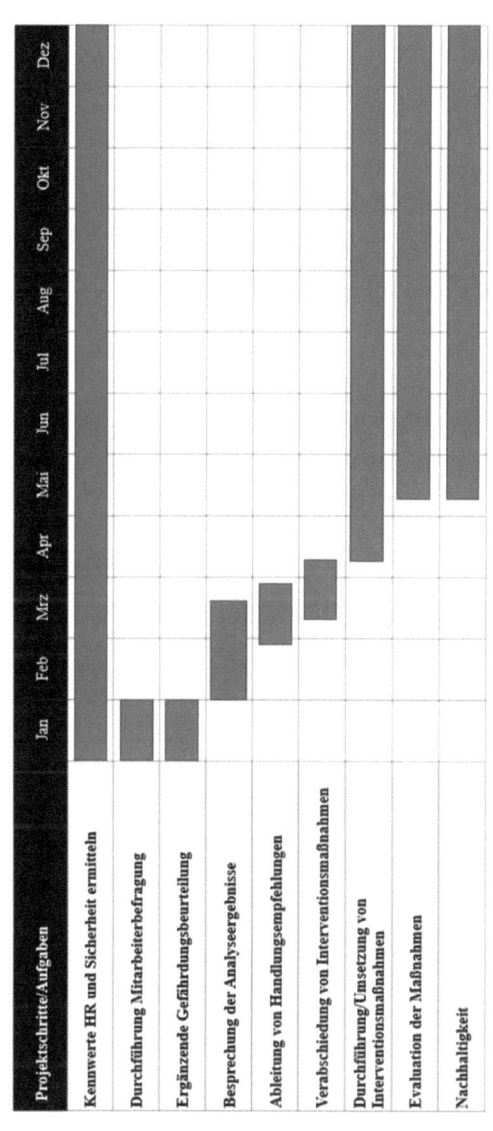

Abb.8: Projektplanung der zeitlichen Gliederung zur Umsetzung des BGM-Projekts

Wie in Abbildung 8 dargestellt, ist von einem Start des BGM-Projekts im Kalendermonat Januar auszugehen. Grundsätzlich liegt das Ziel durch die Umsetzung des BGM-Pojekts darin, die Beschäftigten der Stadtverwaltung Wubberberg bis zur Erreichung der Rente leistungsstark und gesund zu erhalten. Neben der Kommunikation innerhalb der Etablierung des betrieblichen Gesundheitsmanagements ist die Dokumentation aller miteinbezogenen Personen unabdingbar.

Der Punkt der Nachhaltigkeit geht über den geplanten Zeitraum hinaus. Für die nachhaltige Gestaltung eines BGM sind beständige Strukturen erforderlich. Je nach Erfolg und weiterer Ausgestaltung des BGM sollte überlegt werden, ob die Stelle des BGM-Beauftragten dauerhaft besetzt wird, um ein nutzbringendes System aufrecht zu erhalten.

4 Diskussion und Probleme der Evaluation

Das letzte Kapitel beschäftigt sich mit den Evaluationsmöglichkeiten des BGM-Projektes hinsichtlich der bereits durchgeführten Erhebungen und Überlegungen. Die folgende Abbildung zeigt dabei konkrete Möglichkeiten der Prozess- und Ergebnisevaluation. Im Anschluss erfolgt eine kritische Diskussion über mögliche Probleme im Zusammenhang mit der Evaluation.

AH 5 Teilaufgabe 4 – Evaluation

Kurzinfo zur Evaluation:

- Evaluation (= Bewertung) beschreibt einen Prozess der Überprüfung und Bewertung einer Maßnahme anhand von definierten Kriterien
- Ziel und Zweck der Evaluation: Systematische Sammlung, Auswertung und Interpretation von Informationen über den Ablauf (Prozessevaluation) und die Auswirkungen (Ergebnisevaluation) einer Maßnahme
- Formen der Evaluation: Strukturevaluation (zu Beginn eines Projektes), Prozessevaluation (während eines Projektes oder im Übergang zu weiteren Maßnahmen), Ergebnisevaluation (am Ende eines Projektes/Maßnahme)
- „Eine wirksame Evaluation ist zugleich die Voraussetzung für ein Qualitätsmanagement" (Walter & Schwartz, 2001)

Projektbezogene Möglichkeiten der Prozess-/Ergebnisevaluation	Probleme im Zusammenhang mit der Evaluation
Möglichkeit 1: Bewertung des Projektablaufs zur Korrektur/Anpassung der weiteren Vorgehensweise (Prozessevaluation) - Bewertung der zeitlichen Einhaltung des Planes, der Qualität sowie des Soll- und Ist-Vergleichs der Projektressourcen (z.B. über Soll-/Ist-Vergleich oder Fragebogen)	**1. mögliches Problem im Zusammenhang mit der Evaluation:** - Eine Mitarbeiterbefragung ist immer eine subjektive Einschätzung der Beschäftigten zu ihrer Gesundheit und zu den Arbeitsplatzbedingungen und – belastungen = Ergebnis kann durch Situationen, die nicht im Zusammenhang mit der gesundheitlichen Situation und den Arbeitsplatzbedingungen stehen, beeinflusst werden
Möglichkeit 2: Bewertung des Projektes hinsichtlich Effektivität und Effizienz (Ergebnisevaluation) - Mit Hilfe von Instrumenten zur Effektmessung (Fragebogen vorher/nachher) beispielsweise zum Thema "Zufriedenheit am Arbeitsplatz"	
Möglichkeit 3: Bewertung des Projektes hinsichtlich Effektivität und Effizienz (Ergebnisevaluation) - Veränderungen im Krankenstand und Unfallgeschehen (Nohl-Wert-Vergleich)	**2. mögliches Problem im Zusammenhang mit der Evaluation** - Der Krankenstand wird durch zahlreiche Faktoren beeinflusst = Kann durch ein BGM nicht vollständig kontrolliert werden

Abb.9: Evaluationsmöglichkeiten und deren Probleme

Probleme im Zusammenhang mit der Evaluation:

Die Strukturevaluation beschäftigt sich, wie bereits erwähnt, mit dem Ziel der Struktur-bewertung und damit mit den Voraussetzungen zur Durchführung eines BGM (Zuord-nung 6 Phasen-Modell = Phase 1: Bedarfsbestimmung und Phase 5: Evaluation). Beson-ders zu beachten ist hier die genaue Projekt- und Ressourcenplanung. Ohne die Überprü-fung auf Umsetzbarkeit hinsichtlich personeller, finanzieller und organisatorischer Mög-lichkeiten, wird das Projekt scheitern.

Die Prozessevaluation beschäftigt sich mit dem Ziel der Bewertung des Projektablaufs zur Korrektur/Anpassung der weiteren Vorgehensweise (Zuordnung 6 Phasen-Modell = Phase 3/4: Interventionsplanung/Maßnahmen und Phase 5: Evaluation). Besonders zu be-achten ist hier, dass bereits innerhalb der ersten Phase der Bedarfsbestimmung schon Werte ermittelt werden mussten, um einen Soll-Ist-Vergleich durchzuführen. Damit muss bereits in der Projektplanung die Prozessevaluation berücksichtigt werden, um den Erfolg des Projektes zu gewährleisten.

Die Ergebnisevaluation beschäftigt sich mit dem Ziel der Bewertung des Projektes hin-sichtlich Effektivität und Effizienz (Zuordnung 6 Phasen-Modell = Phase 5: Evaluation). Besonders zu beachten ist hier, dass eine Mitarbeiterbefragung immer eine subjektive Einschätzung der Beschäftigten zu ihrer Gesundheit und zu den Arbeitsplatzbedingungen und -belastungen ist. Dies hat zur Folge, dass das Ergebnis auch von privaten und betrieb-lichen Situationen, die primär nicht im Zusammenhang mit der gesundheitlichen Situa-tion und den Arbeitsplatzbedingungen stehen, beeinflusst werden kann. Ein Beispiel wäre hier die Streichung des Weihnachtsgeldes. Es verursacht eine Veränderung innerhalb der Zufriedenheit, kann aber auch weitere Variablen im Fragebogen negativ beeinflussen. Zudem ist zu erwähnen, dass der Krankenstand durch zahlreiche Faktoren beeinflusst wird, die in einem BGM nicht vollständig kontrolliert bzw. durch Maßnahmen zur Ge-sundheitsförderung nicht verändert werden können.

Nach Naidoo & Wills, 2003, S.366) müssen innerhalb der Evaluation zwingend folgende Kriterien als Informationsgrundlage vorliegen:

- **Effektivität** – Inwieweit wurden die Ziele erreicht?
- **Geeignetheit** – Waren die angewendeten Methoden im Hinblick auf das zu Grunde liegende Gesundheitsproblem angemessen und wirksam?

15/18

- **Akzeptanz** – Wurde die Maßnahme von den Betroffenen angenommen?
- **Effizienz** – Waren die Zeit, das Geld und die Ressourcen im Verhältnis zu dem erreichten Nutzen gut angelegt?

Diese Informationen können dazu dienen, die Voraussetzungen zu schaffen, um die Interventionen im Bereich des BGM zu optimieren. Desweiteren ermöglichen sie eine angemessene Entscheidung darüber, ob eine Maßnahme beendet oder fortgeführt werden soll. Evaluationen können bei richtigem Einsatz frühzeitig dazu beitragen, dass für eine Maßnahme eben keine unrealistischen Ziele und Strategien entwickelt werden. Dafür bedarf es frühzeitig der geeigneten Auswahl an Analyseinstrumenten, die dann auch bei der Nachbefragungen eingesetzt werden können.

Da ein Unternehmen für ein BGM immer finanzielle Ressourcen zur Verfügung stellen muss, geht es bei der Evaluation eines Konzeptes immer auch darum, die hierbei verbrauchten Ressourcen zu legitimieren. Um dies beurteilen zu können, müssen die erzielten Nutzeneffekte den Kosten gegenübergestellt werden.

Das Problem der Evaluation ist also darin begründet, dass die Qualität der Evaluation davon abhängt, wie qualitav die erhobenen Daten sind, gerade bei "weichen Daten" wie "Zufriedenheit, Gesundheitszustand oder Beschwerden" auf Basis von Befragungen sowie unter Berücksichtigung der Tatsache, dass die Effektmessung von Maßnahmen unter Einfluss von Störquellen nicht immer gewährleistet werden kann. Das Evaluationsergebnis bildet dabei die Grundlage für die inhaltliche Gestaltung eines BGM in der Nachhaltigkeitsphase. Es ergeben also nur diejenigen Maßnahmen Sinn, die bereits Effekte oder eine bestimmte Akzeptanz aufzeigen. Bei Veränderungsmessungen stellen Befragungen ein sinnvolles Instrument dar. Bei Nachbefragungen müssen zwingend wiederkehrende Fragen zur Messung der Veränderung hergezogen werden. Um ein BGM planen, steuern und überwachen zu können, werden entsprechende Kennzahlen benötigt. Hier lassen sich gut messbare (harte) Kennzahlen wie Krankenstände oder Unfälle wie im Fallbeispiel finden. Bei der Verwendung der Kennzahlen gilt es, die Wesentlichen zu einem Kennzahlensystem zusammenzuführen und zu visualisieren.

Abschließend lässt sich sagen, dass die Stadtverwaltung Wubberberg innerhalb ihrer Entscheidung zur BGM-Etablierung auf einem guten Weg ist. Zudem bestehen sehr gute Voraussetzungen zur Evaluation des BGM-Projekts, da einige Kennzahlen vorliegen, die eine Messung und wirksame Bewertung und damit (zukünfitge) Handlungsempfehlungen der Maßnahmen positiv unterstützen.

5 Literaturverzeichnis

Bamberg, E. & Metz, A.-M. (1998). Intervention. In E. Bamberg, A. Ducki & A.-M. Metz (Hrsg.), *Handbuch betriebliche Gesundheitsförderung. Arbeits- und organisationspsychologische Methodern und Konzepte* (Schriftenreihe Psychologie und innovatives Management, S.177-209). Göttingen: Verlag für angewandte Psychologie.

DIN SPEC 91020 (Juli 2012). *Betriebliches Gesundheitsmanagement.* Berlin: Beuth.

Kowalski, H. (2008). Nachhaltigkeit – ein Begriff macht Karriere. Betriebliche Gesundheitsförderung und Arbeitsschutz. *BAuA Aktuell, 3,* 4-5.

Naidoo, J. & Wills, J. (2003). Lehrbuch des Gesundheitsförderung (1.Aufl.). Köln: Bundeszentrale für gesundheitliche Aufklärung.

Walter, U. (2007). *Qualitätsentwicklung durch Standardisierung – am Beispiel des Betrieblichen Gesundheitsmanagements.* Universität Bielefeld, Bielefeld.

Walter, U. & Schwartz, F. W. (2001). *Gutachten Prävention im deutschen Gesundheitswesen.* Hannover: Medizinische Hochschule Hannover.

Internetquellen:

Rau, R. (2015). Risikobereiche für psychische Belastungen (IGA-Report Nr. 31). Berlin: Initiative Gesundheit & Areit (iga). Zugriff am 29.07.2021. Verfügbar unter http://www.iga-info.de

6 Abbildungsverzeichnis

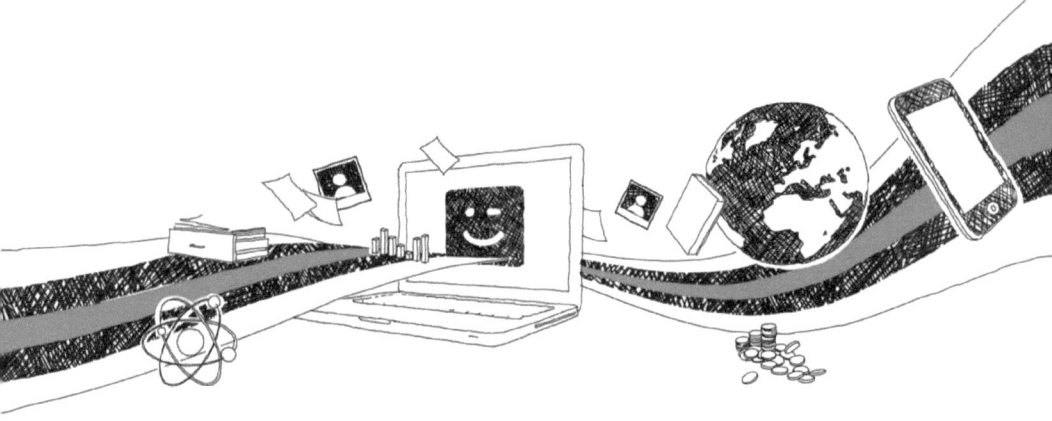